CONTRIBUTION A L'ÉTUDE

DES

DÉGÉNERESCENCES MALIGNES

DES FIBROMYOMES UTÉRINS

PAR

LE DR Germain BAHRI

LYON

A. REY, IMPRIMEUR DE LA FACULTÉ DE MÉDECINE
4, RUE GENTIL, 4
—
1895

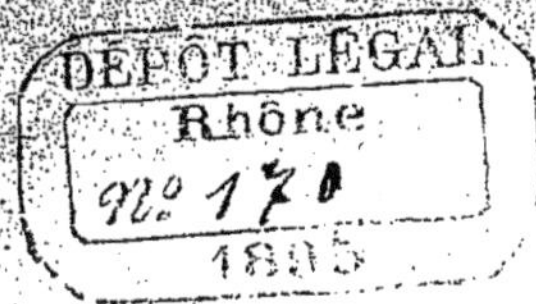

CONTRIBUTION A L'ÉTUDE

DES

DÉGÉNÉRESCENCES MALIGNES

DES FIBROMYOMES UTÉRINS

CONTRIBUTION A L'ÉTUDE

DÉGÉNÉRESCENCES MALIGNES

DES FIBROMYOMES UTÉRINS

PAR

LE DR Germain BAHRI

LYON

A. REY, IMPRIMEUR DE LA FACULTÉ DE MÉDECINE
4, RUE GENTIL, 4
—
1895

PRÉFACE

Les fibromes de l'utérus sont des tumeurs essentielle-
ments bénignes, sans tendance à la généralisation. Aussi,
bon nombre de chirurgiens se refusent-ils systématique -
ment à les enlever, ils ne veulent pas exposer leurs
malades aux dangers d'une opération, le plus souvent
grave, pour combattre un mal passager appelé à dispa-
raître spontanément. Ils se contentent de conduire, sans
trop d'encombre, leur malade à la ménopause, et ils
attendent, confiants dans la nature, la régression de la
tumeur.

Mais au lieu de suivre leur évolution naturellement
bénigne, au lieu de tendre à diminuer après la ménopause, les fibromes de l'utérus peuvent subir la dégénérescence maligne et compromettre la vie du sujet.

Sans prétendre, avec Morgagni, van Swieten, que

l'induration fibreuse de l'utérus est la première phase du cancer utérin, comme l'induration du sein, par exemple, précède le cancer de cet organe, nous dirons, dès maintenant, que la dégénérescence des fibromes utérins (quelle qu'en soit la variété) est loin d'être rare, et qu'il est d'une importance capitale de la diagnostiquer à temps pour sauver la vie de la malade.

Il serait donc imprudent de s'endormir dans un optimisme exagéré. Il faut surveiller attentivement l'évolution des fibromes utérins. Il faut s'en défier. C'est, du reste, l'opinion qui tend à prévaloir depuis la discussion suscitée à ce sujet, au Congrès de chirurgie de 1893.

C'est pour soutenir cette opinion que nous avons entrepris ce travail.

C'est à M. le professeur agrégé Condamin que nous devons l'idée de ce sujet. C'est lui qui nous a dirigé dans sa rédaction. Qu'il reçoive ici l'expression des remerciements que nous lui adressons, non pour nous soumettre à une louable tradition, mais pour lui exprimer une reconnaissance aussi vivement ressentie que bien méritée.

M. le professeur Laroyenne a bien voulu nous faire l'honneur d'accepter la présidence de notre thèse. Nous l'en remercions vivement.

Qu'il nous soit encore permis de remercier du fond du cœur tous ceux qui nous ont soutenu dans le rude sentier de l'étude, parmi lesquels nous plaçons nos maîtres de l'Ecole de médecine du Caire.

Dès notre arrivée en France, l'accueil que nous avons rencontré à la Faculté de médecine de Lyon nous a vivement touché.

M. le professeur Lortet, doyen de la Faculté, nous a toujours témoigné sa bienveillance et sa sympathie; c'est pour nous un devoir bien doux de l'assurer aujourd'hui publiquement de notre constante et sérieuse gratitude. Mais c'est surtout à notre très cher ami, M. C. Bernoud, interne des hôpitaux de Lyon, que nous tenons à exprimer ici notre reconnaissance, car il nous a donné une nouvelle preuve, après tant d'autres, de son inépuisable obligeance, en nous surveillant de près dans ce travail. Encore une fois, nous le prions de recevoir nos sincères remerciements.

Nous n'aurions garde d'oublier, en terminant, M. Paviot, interne des hôpitaux pour les examens histologiques des pièces qui lui ont été confiées.

CONTRIBUTION A L'ÉTUDE

DES

DÉGÉNÉRESCENCES MALIGNES

DES FIBROMYOMES UTÉRINS

CHAPITRE PREMIER

Historique.

On sait depuis très longtemps que les fibromyomes de l'utérus sont susceptibles de dégénérer en tumeurs malignes.

Nous connaissons déjà l'opinion exagérée de *Morgagni* et de *van Swieten*.

Mais si l'on trouve dans les ouvrages des auteurs anciens, du reste, des allusions purement cliniques aux dégénérescences malignes des fibromes utérins, c'est dans les temps modernes surtout qu'on en a fait une étude plus approfondie, particulièrement au point de vue histologique.

Dupuytren s'est occupé des différentes dégénérescences et paraît admettre la dégénérescence carcinomateuse.

Broca la nie dans son *Traité des tumeurs*.

Virchow, dans sa *Pathologie des tumeurs*, traite les dégénérescences myxomateuse, sarcomateuse.

Tous les gynécologues, tous les histologistes modernes connaissent les dégénérescences malignes des fibromes utérins. Il faudrait les citer tous, signalons cependant *Samuel Pozzi* dans sa *Gynécologie; Cornil* et *Ranvier, Siredey* et *Danlos* dans leur article UTÉRUS du *Dictionnaire de médecine et de chirurgie en quarante volumes, Alban, Doran, Laurent*, etc.

Signalons un grand nombre d'observations publiées dans les différentes littératures française, anglaise, allemande, italienne, dont on retrouve les indications à la fin de cet ouvrage.

M. le professeur agrégé *Condamin* a publié dans la *Province médicale* de cette année deux observations d'une forme particulière de cancer utérin (cancer diffluent à cellules musculaires lisses du type embryonnaire) qui paraît n'être qu'une forme nouvelle de la dégénérescence maligne des fibromes utérins.

Pillet dans son *Étude sur le sarcome* et dans ses communications à la Société anatomique et à la Société de biologie, étudie surtout la dégénérescence sarcomateuse, dont il affirme l'origine vasculaire.

Enfin, le travail le plus complet sur la question, est la thèse récente de Costes (thèse de Paris, 1895) qui résume les idées de Pillet. On y voit étudiées, mais à un point de vue purement histologique, les différentes dégénérescences fibreuse, calcaire, cartilagineuse, osseuse, carcinomateuse, myxomateuse, sarcomateuse.

Mais nulle part nous n'avons trouvé un travail clinique d'ensemble sur les dégénérescences malignes des fibromes utérins.

CHAPITRE II

Définition. — Division.

Par dégénérescence maligne des fibromes utérins, nous entendons une transformation qui en change la nature. Caractérisés par la lenteur de leur développement, la netteté de leurs limites, la rareté de leur généralisation, et l'absence ordinaire d'influence fâcheuse sur l'organisme, les fibromyomes utérins, tumeurs essentiellement bénignes, subiront la dégénérescence maligne quand on verra se développer dans l'intérieur de leur tissu un néoplasme parasitaire à *cellules embryonnaires* tendant à remplacer les *cellules adultes* caractéristiques des tumeurs bénignes.

A cette malignité de structure succédera bientôt une malignité clinique d'abord et surtout locale : la tumeur fusera dans l'intérieur de l'utérus, tendant à l'infiltrer ; puis pourra survenir la généralisation proprement dite dont nous avons pu retrouver quelques exemples. Dans tous les cas il y aura un affaiblissement de l'état général, il y aura une tendance à la cachexie qui sera d'autant plus marquée que la malignité de la tumeur sera plus grande.

Ainsi entendues, les dégénérescences malignes des fibromes utérins peuvent être multiples, d'où la nécessité de les classer au moins au point de vue de leur structure. Elles peuvent être :

D'origine musculaire (cancer musculaire) ;
D'origine vasculaire (sarcome) ;
D'origine conjonctive (myxome) ;
D'origine muqueuse (carcinome).

Nous étudierons successivement chacune de ces formes, puis nous en donnerons une étude clinique d'ensemble.

Nous passerons complètement sous silence les dégénérescences non malignes (fibreuse, calcaire, cartilagineuse, osseuse, graisseuse) qui, le plus souvent, n'ont pas une influence bien considérable sur la marche de la maladie.

CHAPITRE III

Des différentes dégénérescences malignes.

A. LE CANCER MUSCULAIRE

Le cancer musculaire de l'utérus n'est signalé nulle part, c'est M. le professeur agrégé Condamin (*loc. cit.*) qui en a donné les deux premières observations. L'examen histologique des pièces a été fait par MM. Bard et Paviot.

Dans les deux cas, il s'agissait d'une tumeur molle, assez volumineuse, occupant la paroi postérieure de l'utérus, sans tendance à l'envahissement de la cavité de cet organe.

Dans l'un des cas, il y avait eu envahissement des organes voisins, mais sans généralisation proprement dite.

La coupe des tumeurs donna issue à du sang noirâtre coagulé avec des débris fongueux, couleur frai de poisson.

A l'examen histologique on a trouvé une certaine quantité de fibres musculaires adultes (vestige probable d'un
myome primitivement bénin), puis noyées dans leur intérieur, les infiltrant et tendant à les remplacer une quantité innombrable de cellules musculaires lisses, à caractère essentiellement embryonnaire. Elles sont groupées,
formant des faisceaux qui s'entre-croisent. Dans certains
points de la tumeur on trouve de véritables nids de néoproduction où les fibres prennent un aspect tourbillonnant.
Ces fibres présentent toutes un noyau volumineux, très
visible avec un ou deux nucléoles très apparents. Leur
fuseau de substance musculaire est très diminué de longueur.

Dans les deux cas il s'agissait d'une tumeur maligne
à fibres musculaires lisses et à caractère très embryonnaire. C'étaient des myomes malins.

Avaient-ils évolué d'emblée dans le sens de la malignité; avaient-ils été précédés pendant une phase plus
ou moins longue d'un myome ordinaire aux dépens duquel
ils se seraient développés? La question, il faut le reconnaître, est difficile à résoudre. Seuls les antécédents
pourraient nous renseigner d'une façon certaine, mais
nos deux malades n'avaient pas été examinées avant leur
entrée à l'hôpital. Elles n'ont pas présenté de symptômes
pouvant permettre de poser le diagnostic rétrospectif de
fibrome ayant évolué, bénin pendant un certain temps.
A l'avenir appartient la résolution du problème. Les deux
alternatives en effet se posent avec des chances presque
égales de succès.

Nous tendons toutefois à admettre que la malignité n'a
été que secondaire; c'est pourquoi nous avons cru devoir

faire rentrer le cancer musculaire dans le cadre de cet ouvrage. L'examen histologique montre dans la tumeur un certain nombre de fibres musculaires adultes qui paraissent bien être les derniers vestiges de l'ancien fibromyome.

D'autre part, vu le caractère essentiellement malin des deux tumeurs examinées, la généralisation se serait probablement produite avant la mort, si ses éléments, pour diffuser au loin, n'avaient pas été primitivement emprisonnés dans une masse plus ou moins épaisse de tissu protecteur.

Enfin dans les deux cas on a constaté dans la tumeur la friabilité extrême du tissu ; on a trouvé des hémorragies interstitielles multiples. Partant de ces données, nous nous demandons si un certain nombre de ces kystes hématiques souvent constatés dans l'intérieur des fibromes utérins ne serait pas la première phase de la dégénérescence que nous étudions.

Quoi qu'il en soit, dans les deux cas, comme nous le verrons plus loin, les symptômes ont été à peu près les mêmes et, dès lors, il importe au point de vue clinique de différencier cette forme nouvelle du cancer utérin.

OBSERVATION I

(Due à l'obligeance de M. Condamin.)

*Néoplasme diffluent de l'utérus pris pour une
hématocèle rétro-utérine.*

D... E..., âgée de soixante ans, née à Privas (Ardèche),
demeurant à Lyon, rue des Capucins, 3.

Jusqu'à ces dernières années a toujours joui d'une bonne
santé. Réglée à seize ans. Ménopause à cinquante-cinq ans ;
trois accouchements, le dernier il y a trente et un ans. Depuis
l'âge de vingt et un ans la malade est porteur d'une hernie
inguinale droite. Au mois de novembre 1892 la malade
aurait eu quelques pertes sanguines, et, de temps à autre,
quelques coliques qu'elle rattacha à sa hernie. Sa santé
générale était parfaitement conservée. Ces petites hémorragies ont persisté quelquefois très faibles. Le 3 avril 1893, la
malade a été prise de douleurs intolérables dans le ventre ;
mais en même temps sa santé générale s'est altérée considérablement. Elle est devenue pâle, a maigri sensiblement, elle
s'aperçut aussi que son ventre avait augmenté sensiblement
de volume. Depuis lors les douleurs ont persisté toujours plus
ou moins violentes, l'obligeant à garder presque constamment
le lit.

A son entrée à la Charité on constate une tumeur volumineuse dans le cul-de-sac postérieur, molle, fluctuante,
remontant dans toute la partie droite de l'abdomen presque
jusqu'au niveau de l'ombilic. On pense, en raison de la nature
des accidents, à une hématocèle.

La malade endormie, on fait une ponction du cul-de sac postérieur par la méthode de Laroyenne.

On fait ensuite un large débridement au métrotome. Il s'écoula une certaine quantité de sang noirâtre, coagulé, avec débris fongueux, couleur frai de poisson s'effritant facilement. On traita la poche rétro-utérine comme s'il s'était agi d'une hématocèle. On enleva aussi une grande quantité de caillots et de ces grumeaux mollasses cités plus haut : une éponge d'abord puis des mèches de gaze iodoformée sont placées dans l'orifice de la ponction.

Immédiatement après l'opération, on constate que la tumeur abdominale a considérablement diminué.

Le 27 mai, la malade sort du service ; elle souffre moins, mais son affaiblissement non seulement persiste, mais a encore augmenté. La cachexie même semble évoluer rapidement.

On apprend que la malade, rentrée chez elle, a succombé le 15 juin 1893 sans avoir souffert, sans avoir présenté de pertes sanguines après s'être affaiblie progressivement.

Au moment de l'opération, des fragments avaient été recueillis dans l'alcool et soumis à l'examen de MM. Bard et Paviot. Voici la note qui nous a été remise.

« La tumeur est constituée par des cellules fusiformes du type musculaire lisse, très embryonnaires, groupées en faisceaux parallèles, entremêlées perpendiculairement les uns avec les autres. Les cellules fusiformes à noyaux volumineux paraissent coupées tantôt en travers tantôt en long. Il s'agit en somme d'après MM. Bard et Paviot, d'une tumeur maligne à fibres musculaires lisses.

Observation II

(Due à l'obligeance de M. Condamin.)

Cancer diffluent de l'utérus (myome malin).

B... G..., âgée de cinquante-quatre ans, tisseuse, née à Lyon, demeurant à Caluire, rue Coste, 25. Elle entre à la Charité, salle Sainte-Marie, le 7 juin 1894 pour une affection utérine mal déterminée.

Réglée à treize ans, toujours régulièrement, a eu trois enfants. Pas de fausses couches. Depuis deux ans environ, elle a vu péricliter son état général. Depuis cette époque aussi elle présente des douleurs dans le bas ventre avec irradiations aux membres inférieurs. Elles s'exaspèrent par la marche et l'effort. Quelques pertes blanches aqueuses, nullement sanguinolentes.

En octobre 1893, elle fait un premier séjour à la Charité. On constate chez elle une collection rétro-utérine remontant très haut et faisant nettement corps avec l'utérus : on pense à une suppuration rétro-utérine ou à une hématocèle et on l'opère par la méthode de M. Laroyenne, c'est-à-dire on lui fait, après ponction un large débridement du cul-de-sac postérieur. Il s'écoule un peu de sang et de masses blanchâtres diffluantes que l'on n'examine pas très soigneusement et qui sont prises pour de la fibrine. Traitement ultérieur habituel par les mèches de gaze iodoformée.

Depuis son opération la malade a continué à souffrir. Son état général s'est sensiblement aggravé. L'amaigrissement est extrême et la perte des forces absolue. Cependant il n'existe pas de douleurs extrêmement vives.

Le 16 juin 1894, on constate de nouveau une collection rétro-utérine au même point que précédemment, mais peut-être un peu plus étendue. Fluctuation assez manifeste.

Nouvelle ponction : nouveau débridement avec les précautions d'usage pour les interventions itératives de cette nature. Il s'écoule un peu de liquide séro-hématique, ainsi qu'une quantité notable de débris fongueux, mollasses, blanchâtres, s'effritant facilement sous les doigts et ressemblant un peu à du frai de poisson, quelques-uns de ces débris sont recueillis et mis dans l'alcool, pour être examinés au microscope.

La malade ne fut pas améliorée par cette intervention : la cachexie s'accentua de plus en plus sans phénomènes douloureux et la malade mourut le 3 juillet 1894.

Autopsie. — Après l'ouverture de la cavité abdominale et le relèvement des intestins en haut, on tombe sur une masse englobant toute la partie rétro-utérine du bassin. Les parties avoisinantes de la fosse iliaque interne sont également envahies.

La cavité utérine est indemne, mais agrandie. On voit très bien que c'est aux dépens du corps utérin et de sa paroi postérieure que la néoplasie s'est développée et a rempli une partie de l'excavation pelvienne. Les uretères, qui ne paraissent pas comprimés, sont tout entiers dans ces masses molles qui paraissent celles qui furent enlevées par la ponction.

Tous les organes du corps furent examinés, et nulle part on ne trouva de traces de généralisation.

Quelques fragments sont conservés dans l'alcool pour être examinés au laboratoire d'anatomie pathologique de la Faculté.

Examen histologique. —Examen des fragments provenant de l'intervention et de l'autopsie. — Après les préparatifs d'usage, on constate sur les coupes qui furent soumises à l'examen de M. le professeur Bard qu'il s'agit d'une tumeur constituée par des fibres musculaires lisses. Ces fibres présentent toutes un noyau volumineux très visible avec un ou deux nucléoles très apparents. Leur fuseau de substance musculaire est très diminué de longueur.

Quel que soit le point de la préparation que l'on regarde, on constate que les noyaux sont très voisins les uns des autres et les fuseaux musculaires très courts. Par place on voit de véritables nids de néoproduction où les fibres prennent un aspect tourbillonnant ; ailleurs, au milieu des fibres musculaires encore très reconnaissables on voit des îlots où les cellules musculaires n'ont plus de fuseaux apparents, leurs noyaux sont devenus ronds, et, à la péripihérie de ces îlots, on voit sensiblement la forme en fuseau reparaître.

Ces îlots où la fibre musculaire est presque méconnaissable semblent avoir, très fragiles, manqué de cohésion, si bien que leur centre dans la préparation est tombé.

Dans un autre fragment examiné, il y a une assez grande abondance d'hémorragie interstitielle.

En somme, il s'agit d'une tumeur maligne à fibres musculaires lisses et à caractère très embryonnaire.

B. LA DÉGÉNÉRESCENCE SARCOMATEUSE

La dégénérescence sarcomateuse est la plus anciennement connue, la mieux étudiée.

Pillet, dans une communication à la Société anatomique

(1894), explique d'une manière assez séduisante la cause de sa fréquence. D'après cet auteur, le fibromyome est d'origine vasculaire. Le développement exagéré des vaisseaux, dit-il, quelle qu'en soit la cause, entraîne à sa suite celui du muscle et du tissu conjonctif comme cela se passe normalement dans la grossesse ; mais ce développement se fait ici limité à certains districts vasculaires qui, sous une influence encore inconnue, se mettent à proliférer souvent sur plusieurs points de l'utérus à la fois.

Le fibromyome serait donc un angiofibrome et son évolution possible en sarcome s'expliquerait d'elle-même, puisque ce seraient deux tumeurs de la série vasculaire.

Quand la dégénérescence sarcomateuse envahit un fibromyome, elle débute par le vaisseau central dont elle modifie l'endothélium et qu'elle entoure d'un manchon de cellules rondes ; puis suivant le trajet de ce même vaisseau, elle pousse comme lui des prolongements, et peut envahir d'autres portions de la tumeur ; elle peut la désintégrer d'une façon plus ou moins complète, et même en dépasser les limites, pour se propager dans l'intérieur du tissu sain.

Dans tous les cas, le sarcome comme le fibrome a une tendance à la lobulisation. Il se développe d'abord par nodules agglomérés ; et tous ces nodules sarcomateux subissent d'une façon remarquable la désintégration et la nécrose des parties centrales, nécrose qui survient après l'oblitération du vaisseau principal de la tumeur. Du reste, la plupart des vaisseaux nourriciers de la tumeur sont des néocapillaires formés comme elle sous l'influence d'une excitation passagère et tendent à rétrocéder spontanément.

Au début du moins, on trouve toujours entourant la portion du tissu dégénéré une coque plus ou moins épaisse de l'ancienne tumeur ; et, d'après certains auteurs, un grand nombre de ces cavités kystiques formées par le ramollissement de la portion centrale d'un fibrome ne seraient que des dégénérescences sarcomateuses souvent méconnues.

L'examen histologique du tissu néoformé révèle les caractères habituels du sarcome sur lesquels il est inutile d'insister. La forme télangiectasique paraît assez rare, nous en reproduisons une observation plus loin.

OBSERVATION III

(Empruntée à la thèse de Costes.)

Fibromyome utérin sous-péritonéal, provenant d'une autopsie faite à la Pitié, dans le service de M. Lancereaux en 1888.

Péritoine normal.

Disposition en tourbillon des fibres musculaires et des faisceaux fibreux. Ce dernier tissu est relativement abondant ; il est formé de faisceaux de fibrilles peu serrés, avec de nombreuses cellules conjonctives.

Les fibres musculaires sont légèrement hypertrophiées, surtout dans le sens transversal. Mais, en somme, toute cette tumeur présente l'aspect du fibromyome normal excepté dans la structure des vaisseaux.

Ceux-ci nous frappent tout d'abord par leur nombre considérable. De tous côtés les capillaires poussent des pointes d'accroissement aussi bien dans les nodules que dans le tissu conjonctif internodulaire. Sur une section transversale on voit en certains points l'endothélium des vaisseaux et des capillaires se soulever, former des cellules arrondies, au lieu des cellules plates de l'endothélium normal. En même temps on voit dans l'adventice des cellules rondes à gros noyau à protoplasma peu abondant.

Sur les sections longitudinales des capillaires et de leurs pointes d'accroissement, on retrouve les mêmes cellules soit disposées en manchon autour du petit vaisseau, soit au contraire formant de petits amas très restreints.

Ces formations sarcomateuses sont absolument limitées aux vaisseaux; on n'en trouve nulle part ailleurs dans la tumeur. Beaucoup de cellules sont en voie de division.

Nous sommes donc en présence d'une formation sarcomateuse tout à fait au début.

OBSERVATION IV

(Empruntée à la thèse de Costes.)

Fibromyome utérin, opéré à Lariboisière,
par M. Poirier en 1893.

Ce fibromyome de petit volume est récent, en pleine activité; les fibres musculaires sont très abondantes, le tissu fibreux est au contraire relativement rare.

Disposition ordinaire des fibres en tourbillon, vaisseaux, capillaires et pointes d'accroissement encore plus nombreux

que dans l'observation précédente. Sur coupe transversale
l'endothélium plat des capillaires est remplacé en beaucoup
de points par des cellules arrondies à gros noyaux; formant
deux et même trois couches superposées en certains endroits.
Le pourtour du vaisseau est bourré de ces mêmes cellules,
mélangées à un certain nombre de cellules fusiformes. Elles
ont un gros noyau et peu de protoplasma; elles sont séparées
les unes des autres par une substance intermédiaire hyaline
et très peu abondante.

Sur une coupe longitudinale on voit ces deux sortes de
cellules disposées autour des vaisseaux, soit en manchon con-
tinu, soit au contraire en amas irréguliers plus ou moins
étendus.

Aussi bien sur les vaisseaux coupés longitudinalement que
sur ceux coupés transversalement, on voit que les cellules
sarcomateuses ne restent pas limitées aux parois des vaisseaux
mais commencent à gagner l'interstice des fibres musculaires.

Beaucoup de cellules sarcomateuses sont en voie de division.

Nous sommes donc ici en présence d'une formation sarcomateuse plus avancée que celle de la précédente observation.

Observation V

Un cas de dégénérescence sarcomateuse d'un myome utérin avec généralisations secondaires dans la plèvre, le cœur, le poumon et le rein, par le Dr Finlay. (The British medical Journal, London, t. I, 1883, p. 459.)

Études microscopiques d'une grande tumeur de l'utérus qui a présenté d'abord les signes ordinaires d'une tumeur fibreuse et qui est devenue après distinctement maligne.

La malade était âgée de cinquante-neuf ans. Ménopause à cinquante ans. A son entrée à l'hôpital (Middlesex Hospital) on sentait une large tumeur occupant la partie inférieure de l'abdomen et s'étendant jusqu'à l'ombilic.

La malade mourut quelque temps après, présentant de la température et les symptômes de péritonite.

A l'autopsie, on constatait franchement les signes d'une péritonite récente. La tumeur qui était du volume d'une tête de fœtus était attachée à l'utérus par un pédicule.

La capsule fut ouverte et il en sortit du sang. A un certain point le petit intestin y était adhérent, et en se développant la tumeur avait fait éruption dans la cavité intestinale et dans la vessie.

Sur une coupe, la tumeur était ferme et dure et a été considérée comme un fibrome à sa partie inférieure; mais dans la partie supérieure son tissu était mou et dans certains points il était très dilacérable.

Du corps de l'utérus partait un petit prolongement fibroïde. Des généralisations secondaires se trouvaient dans plusieurs endroits, notamment dans le ganglion sous-claviculaire, dans le cœur, à la base du poumon droit et dans le rein droit.

L'examen microscopique a montré que la tumeur était composée dans sa plus grande partie par des cellules fusiformes ; mais dans les tumeurs secondaires, les cellules rondes étaient plus nombreuses et formaient la plus grande partie de la structure des tumeurs du cœur et du poumon.

OBSERVATION VI

(Due à l'obligeance de M. Condamin.)

Diagnostic :

1er séjour, 16 novembre 1893 : *Ancienne rétroversion.*
—   —   *Fibrome.*
2e séjour, 14 février 1895 : *Ancien fibrome utérin.*
—   —   *Hystérectomie totale vaginale.*

Mme F... A..., cinquante et un ans.

Réglée à treize ans, très régulièrement. Les règles étaient toujours douloureuses et duraient de quatre à cinq jours.

Pas d'accouchements. Une seule fausse couche.

Rétroversion il y a huit ans, qu'on retrouve encore et qui a été soignée par un pessaire ; la rétroversion n'a d'ailleurs jamais été complètement guérie.

Depuis trois ans les règles sont devenues plus longues, plus rapprochées et plus abondantes. Pas de leucorrhée dans l'intervalle de ces pertes qui contenaient d'énormes caillots caractéristiques. La malade remarquait en outre que son ventre augmentait de plus en plus de volume.

Elle entre à l'hôpital de la Charité pour la première fois

le 15 novembre 1893, dans le service de M. le professeur Laroyenne. On diagnostiqua alors un fibrome utérin et on appliqua deux crayons de chlorure de zinc. La malade sort de l'hôpital sans être complètement remise.

Elle resta environ deux mois sans perdre après l'application des crayons ; mais bientôt les pertes se reproduisirent avec abondance contenant toujours des caillots avec des leucorrhées dans les intervalles.

Il y a trois mois, les pertes ont doublé de quantité et depuis quinze jours la malade accuse des douleurs très violentes dans le bas-ventre et les reins. Les pertes ne contiennent pas actuellement de caillots mais des pellicules comme des débris de peau.

Depuis quatre jours les pertes rouges ont cessé pour faire place à une leucorrhée assez abondante excessivement fétide.

16 février 1895. — Curetage de la cavité utérine ; on ramène des parcelles de tissu qui ressemblent beaucoup plus à du tissu épithélial qu'à du tissu fibreux.

26 février. — Hystérectomie totale vaginale. L'opération a été très laborieuse à cause du volume excessif de l'utérus et de l'étroitesse de la vulve ; on a été obligé de morceler l'utérus qui a été alors enlevé. On a reconnu un fibrome dégénéré.

13 mars. La malade va bien. Elle a repris l'appétit et les forces.

OBSERVATION VII

Un cas intéressant de fibrosarcome télangiectasique de l'utérus (par Alasniau, interne des Hôpitaux ; service de M. le Dr Poucel, à la Conception. — (Marseille médical, 1894, t. XXXI, p. 585-590).

G. F..., quarante ans, repasseuse, entre le 19 juillet 1894 à la salle Sainte-Eugénie, pour se faire opérer d'une tumeur abdominale.

Menstruation toujours régulière mais douloureuse et suivie de pertes blanches.

Pas de grossesse. Elle ne s'est aperçue de la tumeur que depuis cinq ans seulement.

La tumeur s'est depuis développée progressivement sans jamais déterminer d'accidents sérieux.

La menstruation est restée toujours régulière sans jamais prendre des caractères hémorragiques.

La malade a maigri un peu ; elle n'a jamais eu de douleurs bien intenses ; son appétit est encore assez conservé ; la digestion est facile ; et la miction bien régulière.

A l'inspection on remarque que le ventre est globuleux, beaucoup plus distendu que dans une grossesse à terme.

A la palpation on sent que la tumeur n'est pas tout à fait régulière ; elle est divisée en lobes secondaires par des sillons de séparation.

Les téguments de la paroi abdominale sont intacts et sans vergetures. La circulation pariétale ne paraît pas augmentée.

La tumeur est molle sur tous ses points ; pas de sensation de flot. L'exploration n'est pas douloureuse.

Au toucher vaginal le col paraît normal ; les culs-de-sac ne sont pas déformés, mais à gauche et en arrière on sent une petite tumeur dure indolente à la pression et immobile dans la cavité pelvienne. La circulation vaginale paraît exagérée et on constate la présence d'un pouls vaginal.

La longueur de la cavité utérine 7 1/2.

Le diagnostic avant l'opération fut : kyste de l'ovaire multiloculaire accompagné d'un petit fibrome utérin.

Le 15 juillet, laparotomie par M. Poucel.

L'incision de la paroi abdominale saigna plus que d'habitude. La ponction de la tumeur ne donna pas de liquide. La tumeur était molle, adhérente à l'utérus par un pédicule large, épais et court développé du côté du ligament large gauche.

Le pédicule était parcouru par de nombreuses veines volumineuses dont l'une était du calibre de la jugulaire interne. L'utérus présentait, outre cette tumeur pédiculée sous-péritonéale, trois autres noyaux dans l'épaisseur de ses parois.

On extirpa la tumeur avec le corps intérin en amputant celui-ci par le procédé de Schrœder.

La tumeur ne contient point de cavité kystique.

La section fait voir une tumeur extraordinairement riche en lacunes veineuses très développées et gorgées de sang. Elles constituent des plexus extrêmement serrés, séparés par de minces travées de tissu fibreux. Les lacunes veineuses ne s'affaissent pas une fois incisées et leur lumière reste béante grâce aux adhérences de leurs parois avec les travées fibreuses

La tumeur pesait 11 kilogrammes et il s'en est écoulé un litre et demi de sang noir veineux.

Les autres noyaux ont l'aspect ordinaire des fibromyomes sans vaisseaux.

A l'examen microscopique on constate les faisceaux du

tissu fibreux formant des loges tubuliformes dirigées dans différents sens et occupées par des cellules sarcomateuses.

La structure des espaces vasculaires est simple.

Les cellules endothéliales paraissent tapisser les faisceaux conjonctifs qui les limitent.

C. LA DÉGÉNÉRESCENCE MYXOMATEUSE

La dégénérescence myxomateuse, plus rare que la dégénérescence sarcomateuse, a été très bien étudiée dans la thèse de Costes.

Elle débute, comme il le fait remarquer, par la paroi des vaisseaux qui se clive, se décompose en grandes lamelles conjonctives contenant des cellules plates largement étoilées ; ces cellules donnent naissance à un tissu muqueux qui, peu à peu, se creuse de petites cavités, se fond pour ainsi dire et forme par sa disparition les grandes lacunes observées dans ce genre de dégénérescence.

La lumière des vaisseaux est cloisonnée ou disparue : d'où l'origine d'hémorragies fréquentes.

L'observation suivante publiée dans la thèse de Costes donne une idée très nette de la transformation myxomateuse, nous la reproduisons textuellement.

Observation VIII

(Emprutée à la thèse de Costes.)

*Corps fibreux du col de l'utérus, opéré par M. Tillaux,
à la Charité, en mai 1894.*

Examen histologique, par A. H. Pilliet. La dégénérescence myxomateuse est une des plus fréquentes, et sur les pièces que nous soumettons à l'examen de la Société, on peut l'observer à son début. Le fait n'est pas sans importance, car toutes les diverses modifications évolutives des fibromyomes ont sans doute un point commun ; il est donc utile de préciser ce point de départ pour l'une d'entre elles, ce sera peut-être mettre sur la voie pour les autres.

Il s'agit d'un fibromyome du col utérin, dont l'observation clinique a été présentée à la Société anatomique par M. Auvray, interne du service de clinique chirurgicale de la Charité.

La tumeur paraissait blanche, ferme, lobulée, ayant tous les caractères objectifs du fibrome.

Elle paraissait pourtant un peu œdémateuse sur les surfaces de section bien nettes, pratiquées au rasoir.

Les coupes faites après durcissement par l'alcool absolu et colorées soit au carmin d'alun, soit à l'hématoxyline éosinée, ont montré que la tumeur était principalement constituée par des fibres musculaires lisses hypertrophiées, et par un réseau abondant de capillaires dont la plupart ont les gaines adventices bourrées de cellules rondes qui sont assez nombreuses pour former par place de petits nodules miliaires. Les caractères des capillaires des fibromes ont été déjà mentionnés par moi dans une précédente communication.

Mais la lésion la plus curieuse s'observe sur des vaisseaux groupés en bouquets et présentant tous les stades de la transformation myxomateuse. Elle débute dans leur paroi même, qui se clive et se décompose en grandes lamelles conjonctives contenant des cellules plates, largement étoilées. La lumière du vaisseau persiste un certain temps, puis elle disparaît, la paroi est détruite et remplacée par une cavité remplie de liquide et encore plus ou moins complètement cloisonnée. Le processus de transformation en tissu muqueux s'étend pendant ce temps à la périphérie de l'espace qu'occupait le vaisseau ; ainsi se trouvent constituées des taches de myxome, très rapprochées les unes des autres et transformant la tumeur en une véritable éponge; car ce processus s'étendait à toute la masse du fibrome qui était très volumineux.

Ce mode de début de la transformation muqueuse d'un tissu par ses vaisseaux nous permet de comprendre la production des larges taches de myxome, de dégénérescence colloïde, des cavités et lacunes si fréquentes dans les fibromes, et dont on ne peut en général saisir le point de départ à cause de l'étendue même de la dégénérescence.

Observation IX

Un cas de dégénérescence myxomateuse d'un fibrome utérin, par le Dr Godson (Transaction of the obstetrical Society of London, t. XXV, p. 140, juin 1883).

La malade, âgée de soixante et un ans, était très cachectique ; elle se plaignait d'écoulements abondants d'un liquide aqueux et fétide [par le vagin, avec des douleurs très vives dans le bas-ventre.

Elle avait été renvoyée de l'hôpital (Soho hospital for Women) six semaines auparavant, après y avoir subi une opération. Au toucher, on a trouvé une masse très molle occupant le vagin et proéminant à travers le col utérin.

Elle rentra à l'hôpital (St Bartholomew's Hospital) et fut opérée le 20 janvier 1883.

On enleva avec les doigts et à l'aide des pinces une masse qui était attachée à la paroi antérieure de l'utérus. Cette substance était semi-transparente, gélatineuse, et avait tous les caractères d'un myxome sous le microscope.

La malade quitta l'hôpital le 11 février 1883, débarrassée de l'écoulement, mais avec une grosse tumeur dans la paroi antérieure de l'utérus.

Peu de jours après, elle revint d'elle-même à l'hôpital accusant les mêmes symptômes que la première fois avec une masse sphacélée proéminant d'entre les grandes lèvres.

On l'examina de nouveau et l'on constata comme précé-- demment que la tumeur était attachée à la paroi antérieure de l'utérus dont elle a été détachée avec l'écrasseur métal- lique.

On constata que la partie inférieure de la tumeur était myxomateuse tandis que la partie supérieure présentait tous les caractères ordinaires d'un fibromyome gangrené.

D. LA DÉGÉNÉRESCENCE CARCINOMATEUSE

La possibilité de cette dégénérescence est une question très discutée.

Morgagni, van Swieten, Valentin admettaient le cancer comme période ultérieure du fibrome utérin.

Klob décrit une tumeur fibreuse dégénérée en carcinome sans coexistence de cancer dans l'utérus.

Rœhrig trouve 24 cas de dégénérescence cancéreuse sur 570 cas de fibromyomes.

La plupart des auteurs nient la possibilité de la transformation carcinomateuse des fibromes utérins. Cruveilhier s'exprime de la façon suivante : « Les corps fibreux utérins peuvent-ils devenir cancéreux? Non, mille fois non, à ce point que, lors même que l'utérus tout entier subirait la dégénération cancéreuse, le corps fibreux resterait inaltérable. »

Opinion exagérée, car il est aujourd'hui démontré que le fibrome utérin peut être envahi secondairement par la dégénérescence cancéreuse: Dumas, Richet, Cornil et Ranvier, Siredey et Danlos, etc., en ont publié des observations très probantes.

Quant à la transformation d'un corps fibreux en carcinome, elle est loin d'être démontrée. Les observations qui en ont été données se rapportent le plus souvent à des cas où le carcinome a envahi l'utérus à côté du fibrome, ce qui est très différent aux points de vue anatomo-pathologique et pathogénique, quoique très analogue en clinique.

Les carcinomes sont des tumeurs épithéliales qui ne peuvent se développer qu'aux dépens d'épithéliums, c'est-à-dire de tissus provenant du feuillet interne ou externe du blastoderme. Or, les fibromyomes sont composés de tissu musculaire et conjonctif, c'est-à-dire d'éléments qui ont pour origine le feuillet moyen du blastoderme ; ils ne peuvent donc jamais, en aucun cas, devenir l'origine d'un néoplasme épithélial, d'un carcinome.

Mais il n'en est pas moins vrai que le fibrome est très souvent la cause d'un carcinome qui se développe aux dépens de la muqueuse voisine, et dès lors, le résultat clinique (celui qui nous occupe) est le même.

Simpson déjà avait soutenu que l'irritation causée par la présence d'un corps fibreux faisait une sorte d'appel à la néoplasie maligne.

Les recherches plus récentes de Schröder *(maladies des organes génitaux de la femme)* ont montré que, dans un grand nombre de cas, c'est l'inflammation chronique concomitante de la muqueuse qui amène d'abord une prolifération des glandes : celle-ci passe de la forme typique (adénome) à la forme atypique (épithélioma). Vahrendorf *(Fibromyomen und carcinome des uterus.* Inaug. Dissert., Berlin, 1887) a recueilli à la clinique de Schröder quatre observations de ce genre qui paraissent démonstratives.

Quoi qu'il en soit, les cancers du col survenant après les métrites cervicales, c'est-à-dire après une irritation de la muqueuse, de même que les cancers du corps coexistant avec les fibromes du même organe, sont aujourd'hui des faits cliniques presque banals.

Il est bien démontré que, si un fibrome utérin ne peut pas, par lui-même, donner naissance à un carcinome, il peut au moins le provoquer aux dépens de la muqueuse qui le recouvre : les dangers sont les mêmes.

Observation X

*Un cas de dégénérescence maligne d'un fibrome utérin,
avec un cancer secondaire des poumons, par le
Dʳ Hunter. (American obstetrical journal, New-York
1889, t. XXII, p. 74-76.)*

Mˡˡᵉ G..., âgée de cinquante-deux ans. Ménopause à quarante-sept ans.

Bonne santé générale. Il y a dix ans, elle a eu une sciatique. Pas d'antécédents héréditaires.

Elle a eu des pertes rouges pendant sept mois ; elle entra à l'hôpital (Woman's hospital) le 6 février 1888.

On pratiqua une laparotomie exploratrice, le 6 mars, et on trouva l'utérus modéremment augmenté de volume par la présence d'un fibrome interstitiel et on a jugé mieux de ne pas l'enlever.

Après l'opération la malade eut une attaque de sciatique, ce qui prouvait que la tumeur était grosse et inopérable.

Elle sortit du Woman's hospital pour rentrer au Cancer hospital le 8 juin où elle fut soumise à l'observation jusqu'en octobre 1888.

Pas de lésions des viscères abdominaux et thoraciques.

Pas d'engorgements ganglionnaires ; le mamelon droit était rétracté et la peau y était adhérente ; autour de la glande mammaire on sentait une masse dure de 2 pouces de diamètre ; elle était un peu douloureuse à la pression. Un peu d'hyperesthésie du membre inférieur droit, avec augmentation de volume de la cuisse droite par rapport à la gauche. Un peu d'œdème des pieds et des chevilles.

L'utérus était uniformément augmenté de volume avec un nodule sur le côté gauche; il était mobile ; le col se dégageait en arrière. On porta le diagnostic de fibrome utérin et probablement un squirrhe du sein.

Un peu d'albumine dans les urines.

Le 26 octobre 1888. — Hystérectomie abdominale.

Elle mourut quarante-huit heures après sans reprendre connaissance.

Autopsie. — *Thorax* : Rien au cœur.

Poumons : On y trouva un grand nombre de nodosités dures variant du volume d'un pois à celui d'une noisette ; ces nodosités sont entourées de zones de tissus enflammés. Engorgement des ganglions médiastinaux et bronchiaux. Rien dans les viscères abdominaux, excepté un aspect granuleux de la surface du rein gauche qui est petit.

Examen microscopique. — *Tumeur utérine* : Elle était complètemement molle; un liquide laiteux s'écoulait de la surface de section.

Les coupes présentaient une structure en général fibreuse avec des groupes de cellules rondes et laissant voir par place des espèces d'alvéoles.

Tumeur du sein : Elle présentait sous le microscope les caractères ordinaires du squirrhe; les groupes des cellules étaient peu nombreux et éparpillés dans un tissu dense et fibreux.

Tumeur des poumons : Elle présentait la structure habituelle du carcinome alvéolaire.

De l'histoire de ce malade nous voyons que la tumeur utérine était d'abord un fibromyone ordinaire (tumeur bénigne) qui présenta plus tard les caractères d'une tumeur maligne.

CHAPITRE IV

Etiologie.

Les dégénérescences malignes des tumeurs fibreuses de l'utérus sont assez fréquentes. MM. Pillet et Costes, dans une communication à la Société de biologie, mettant à part les autres dégénérescences malignes, indiquent 9 cas de formations sarcomateuses sur 14 fibromes.

Du reste, un grand nombre de cas sont méconnus, cas dans lesquels le tissu malin néoformé a évolué silencieusement dans le sein de la tumeur bénigne, a vécu à ses dépens, sans altération notable de l'utérus, sans réaction trop grande sur l'état général.

La dégénérescence sarcomateuse est de beaucoup la plus fréquente, nous en avons vu la raison.

La dégénérescence carcinomateuse viendrait ensuite.

On ne trouve qu'un petit nombre d'observations signalant la dégénérescence myxomateuse.

Le cancer musculaire enfin est une rareté. Les deux

seuls cas connus sont ceux de M. Condamin. Peut-être en découvrira-t-on de nouveaux, maintenant que l'attention a été attirée sur ces tumeurs dont les symptômes ont concordé et qui ont en somme présenté une évolution assez particulière.

Quelle est la raison qui amène cette transformation au sein d'une tumeur primitivement bénigne, ou qui fait développer dans certains cas seulement une tumeur maligne à côté d'un fibrome qui, tant d'autres fois, aura évolué silencieusement? Essayer de résoudre la question serait s'engager une fois de plus dans cette pathogénie ténébreuse des tumeurs malignes sur laquelle on discute tant, sur laquelle on sait si peu.

Ici encore, il faut reconnaître l'influence ordinaire et certaine de l'hérédité. Les femmes issues de souche cancéreuse sont évidemment prédisposées.

L'âge est aussi un facteur étiologique important. Dans les nombreuses observations que nous avons consultées, la dégénérescence maligne a toujours été constatée quelques années après la ménopause, c'est-à-dire entre 50 et 60 ans. Seule la malade atteinte de sarcome télangiectasique dont nous avons donné l'observation n'avait que 40 ans. C'est donc au moment où la tumeur devrait régresser qu'elle a le plus de tendance à subir la dégénérescence maligne et, dès lors, c'est à ce moment surtout qu'il importerait d'en surveiller l'évolution.

L'inflammation enfin paraît avoir une importance prédominante. Difficile à constater pour les dégénérescences qui se produisent au sein d'un fibrome, elle devient au contraire évidente pour les dégénérescences épithéliales qui sont toujours précédées d'une inflammation plus ou

moins accentuée de la muqueuse ; de même que l'on voit
assez souvent le cancroïde des lèvres succéder à une
inflammation bénigne qu'on aura irritée (surtout par la
cautérisation) de même que l'on voit le cancer du corps
thyroïde succéder au goitre, si tant est que le goitre soit
une affection inflammatoire.

CHAPITRE V

Diagnostic.

Il est des cas où le diagnostic de dégénérescence maligne s'impose : cas rares dans lesquels les lésions sont
trop avancées pour être méconnues.

Plus souvent le diagnostic est au contraire impossible
et la lésion devient une trouvaille d'autopsie. Il est en
effet un grand nombre de ces formations nouvelles, surtout sarcomateuses qui évoluent d'une façon peu maligne ;
localement elles ne dépassent pas les limites de la tumeur
fibreuse, souvent même elles n'en modifient pas la consistance et elles n'ont pas sur l'état général une influence
assez considérable pour éveiller l'attention.

Pour des raisons différentes, la dégénérescence que
nous avons étudiée sous le nom de cancer musculaire ne
paraît pas pouvoir être diagnostiquée en temps utile. Dans
les deux cas signalés, l'affection s'est développée surtout
aux dépens de la paroi postérieure de l'utérus, sans en-

vahir la cavité de cet organe et sans donner lieu à ce
symptôme à peu près général du carcinome utérin : l'hémorragie.

En évoluant, la lésion a déterminé dans le cul-de-sac
de Douglas une masse molle rappelant assez bien, soit certaines collections torpides à contenu séro-purulent, soit
plus exactement l'empâtement de l'hématocèle à fracas
peu intense.

Dans les deux cas, la confusion fut faite avec ces affec-
tions, et l'erreur de diagnostic fut complète jusqu'à l'intervention. Les seuls signes qui auraient pu mettre sur la
voie du diagnostic pour écarter l'idée d'hématocèle étaient :
l'âge des malades qui avaient dépassé la ménopause ; leur
état cachectique assez accentué et rapidement survenu,
l'absence à peu près complète de réaction péritonéale.

Quant aux autres dégénérescences malignes (sarcomateuse, carcinomateuse, myxomateuse), on pourra plus souvent les soupçonner, en se basant sur un certain nombre
de symptômes, soit locaux, soit généraux.

Les symptômes locaux, pris en particulier, n'ont pas,
il faut le reconnaître, une grande importance, mais leur
coexistence pourra donner quelques indications précieuses
et contribuer ainsi au diagnostic qui sera surtout basé sur
les altérations de l'état général.

Le manque de régression de la tumeur après la
ménopause et, à plus forte raison, son accroissement doi-
vent éveiller l'attention. Le fibrome, comme l'a démontré
Gusserow, peut encore à ce moment continuer à croître en
dehors de toute altération lorsqu'il tire ses principaux
moyens de nutrition, ses vaisseaux, non pas de l'appareil
génital, mais des organes voisins au moyen d'adhérences

secondaires. Le plus souvent cependant, cet accroissement qui survient au moment où la régression devait avoir lieu indiquera une dégénérescence de quelque nature qu'elle soit.

Les changements dans la consistance de la tumeur indiquent aussi qu'il se passe dans son intérieur un travail morbide. En cas de dégénérescence maligne, le fibrome deviendra mou par places, plus friable, conservant sur d'autres points sa consistance habituelle. Mais certaines dégénérescences bénignes donnent à peu près les mêmes symptômes, et la gangrène simule, à s'y méprendre, le carcinome. Dans ce dernier cas, l'examen microscopique des parcelles enlevées tranchera la difficulté.

La douleur sera, mais dans certaines circonstances seulement, un signe important : on la retrouve sur un grand nombre d'observations marquant le début de la malignité.

Elle peut exister dans les fibromes ordinaires indiquant soit la compression, soit les efforts de contractions que fait l'utérus pour chasser la tumeur, soit une altération concomitante des annexes, soit enfin une réaction péritonéale.

Mais, comme l'a fait remarquer Simpson, quand cette douleur survient, vive, sans cause connue, sans accroissement du fibrome, sans péritonite, elle a une grande importance et indique le plus souvent une tumeur maligne.

Les modifications dans l'écoulement, sa fétidité plus grande ne paraissent pas devoir attirer l'attention.

L'ascite, au contraire, a une importance considérable. Rare ou peu abondante dans le fibrome ordinaire, elle devient, au contraire, à peu près constante en cas de dégénérescence maligne : on la trouve signalée dans un grand nombre d'observations coexistant souvent avec des tumeurs d'un volume peu considérable ; tandis que des fibromes ordinaires peuvent évoluer avec des dimensions énormes sans provoquer l'épanchement péritonéal.

L'albuminurie est presque aussi fréquente dans les fibromes ordinaires que dans les fibromes dégénérés.

Les modifications de l'état général enfin sont de beaucoup le signe le plus important. Et, ici encore, il importe de distinguer les faits. Certains fibromes peuvent altérer considérablement la santé par des hémorragies répétées.

Trélat, dans ses cliniques, a montré qu'ils peuvent. causer une anémie extrême et qu'ils peuvent amener la mort.

Il ne faudra pas confondre ce dépérissement progressif, cette fausse cachexie, dont on connaît la cause, avec la cachexie vraie, fruit de la tumeur maligne qui surviendra sans cause évidente, donnera à la malade la teinte jaune paille caractéristique, l'œdème des jambes, etc.

En somme, la cachexie présentera ici, comme dans les autres tumeurs malignes, le cortège habituel de ses symptômes (symptômes inconnus dans un fibrome ordinaire), et, si l'on n'intervient pas, la malade mourra à plus ou moins longue échéance.

CONCLUSIONS

I. Le fibrome de l'utérus, tumeur essentiellement bénigne, peut dégénérer en tumeur maligne, laquelle se développe soit dans l'intérieur et aux dépens du fibrome (sarcome, cancer musculaire, myxome), soit sur la muqueuse qui le recouvre (carcinome).

La dégénérescence sarcomateuse est la plus commune.

Le plus souvent la tumeur néoformée est d'une malignité surtout locale, mais la généralisation est possible.

II. On ne connaît aucune notion étiologique bien nette sur ces transformations malignes qui surviennent généralement entre 50 et 60 ans. Cependant, il est probable que c'est en irritant la muqueuse que le fibrome provoque, aux dépens de cette dernière, le développement du carcinome.

III. Ces dégénérescences sont le plus souvent difficiles à reconnaître, au moins au début. Quelques modifications dans les symptômes locaux, les modifications de l'état général surtout, mettront sur la voie du diagnostic.

IV. L'évolution des fibromes devra être attentivement surveillée. Le diagnostic de dégénérescence maligne une fois posé, ou même seulement soupçonné, il faudra se hâter d'intervenir.

On opérera plus ou moins largement, suivant l'étendue du mal et l'hystérectomie abdominale sera l'opération de choix. Peut-être même la connaissance des dégénérescences malignes doit-elle légitimer jusqu'à un certain point l'intervention précoce préconisée par un certain nombre d'auteurs comme traitement des fibromes.

BIBLIOGRAPHIE

Aslaniau. — Un cas intéressant de fibro-sarcome télangiectasique
de l'utérus; persistance anormale du corps de Wolff. *(Marseille médical*, 1894, t. XXXI, p. 585-590.)

Babès. — Sur les tumeurs épithéliales formées dans les myomes
utérins. *(Vien med. Ztg.*, 1882, t. XXVII, p. 36-48.)

Babès. — Hamujkepbtek mehizom dagok ban (Epithelias new
growths in uterine myomata).*(Orsosi hetil*, Budapest, 1881,
t. XXV, p. 1205-1210.)

Bartock. — Specimens of uterine fibroids showing degenerative
change. *(Brit. gynec. J.*, London, 1892-1893, t. VIII,
p. 315-317.)

Bartock. — Fibroid of the uterus which has undergone cystiform
degeneration and insidiously malignant. *(Brit. gynec.J.*,
London, 1893-1894, t. IX, p. 28-30.)

Barton. — Cancerous degeneration of fibro-myomata of uterus
with metastatic growth in brain, etc. *Tr. Path. Soc.
Philad.*, 1881-1884, t. XI, p. 201-203 ou *Philad. M.
Times*, 1881-1882, t. XII, p, 575.)

Beuporathand und Liebmann. — Ein Fall von Fibroiden des Uterus
kribsiger Infiltration derselben nebst primaren Krebs der

Scheilde. *(Monatschr. f. Geburtsch. in Frauenkr.* Berl., 1865, t. XXV, p. 50-59.)

Blodgett (A.-N.) and Wing (G.-E.). — Malignant degeneration of a fibroid tumor of the uterus. Large false aneurism in the substance of the growth. *(Med. Rec. N. Y.*, 1880, t. XVII, p. 7-11,)

Boissier (A.) et Cornil (V.). — Carcinome développé dans deux myomes de l'utérus dans la cavité péritonéale. Carcinome de la capsule surrénale gauche. *(Progrès médical*, Paris, 1875, t. III, p. 697-699.)

Briggs (H.). — Uterine fibroid polype; subsequent carcinoma of the body of the uterus. *(Liverpool M. Chir. J.*, 1893, t. XIII, p. 455-457.)

Brigidi (N.) et Baudi (G.). — Di un voluminosissimo tumore fibromiomatoto dell'utero presentante la transformazione cistoidea. *(Sperimentale*, Firenza, 1879, t XLIV, p. 366 370.)

Carter (G.-H.). — Cystic degeneration of superitonéal fibroid of the uterus. *(T. Obst. Soc. London*, 1883-1884, t. XXV, p. 108.)

Clevelam. — Fibroadenomatous polypen of the cervix uteri. *(Amer. J*al *of Obstetrics*, mai 1891, p. 609.)

Cushing (E.-W.). — The degeneration of uterine fibroids with exhibition of two specimens and remarks on the choice of methods of treatment of fibroids. *(Ann. Gynec. and Pediat. Philad*, 1889-1890, t. III, p. 245-259; *The Boston med. and. surg. J*al, 3 avril 1890, t. XIV, p. 315.)

Doran (A.). — Myoma of the uterus becoming sarcomatous. *(Tr. Path. Soc. London*, 1889-1890, t. XLI, p. 210-212.)

Dumas. — Affection cancéreuse de l'utérus; tumeur fibreuse développée dans ses parois et transformée en matière encéphaloïde. *(Bull. Acad. de médecine, Paris*, 1840, t. V, p. 285 294.)

Ehrendorfer. — Sur la coïncidence simultanée de fibromyome et de carcinome dans l'utérus. *(Arch. f. Gynäk. Berl.*, 1892, t. XIII, p. 255-272.)

Ehrendorfer. — De la dégénérescence carcinomateuse primitive d'un fibromyome de l'utérus. *(Centralbl. f. Gynäk., Leipz.*, 1892, t. XVI, p. 513-523.)

Elliostson (J.). — White fibrous tumor of the womb degenerating into scirrhus. *(Lancet,* Lond., 1832-1838, t. I, p. 262.)

Finlay (D.-W.). — Uterine myoma becoming sarcomatous, with secondary growths in pleura, heart and kidney. *(Tr. Path. Soc. London,* 1882-1883, t. XXXIV, p. 177-180; et *Brit. M. J. Lond.*, 1883, t. I, p. 459).

Frice (J.). — A large fibroid with cystiform degeneration. *(Am. J. obst. N. Y.*, 1889, t. XXII, p. 1200-1203.)

Gil y Rojat (B.). — Polipo fibroso-fungoso desarrollado en el cuerpo del utero; degeneracion cancerosa; ligadura de la parte fungoza muerte repentina; autopsia; dictamen de l'Instituo acerca de ella. *(Ann. d. Inst. Med. de Emulationa, Madrid*, 1842-1843, t. I, p. 253-260)

Giordano (D.). — Sviluppo di sarcoma entro a fibromomi uterini. *(Gaz. d. osp. Milano*, 1893, t. XIV, p. 843.)

Godson (G.). — Myxomatous degeneration of uterine fibroids. *(Trans. obst. Soc. Lond.*, 1883-1884, t. XXV, p. 140.)

Hunter. — Malignant degeneration of a uterine fibroïd secondary carcinoma of the lungs. *(Am. J. obst. New-York*, 1889, t. XXII, p. 74.)

Ingraham (H.-D.). — Uterine fibroïds; some facts in regard to these neoplasms. *(Buffalo. m. and. s. J.*, 1893-1894, t. XXXIII, p. 75-79.)

Irish. — Uterine myomata; their developpement degeneration and surgical treatment. *(Bost. med. and. surg. J.*, 1890, t. XIV, p. 324.)

King. — Uterine myoma with cancer of the cervix. *(Amer. J^al of obst.*, 1891, p. 203.)

Krigche (G.). — Un cas de fibromyome de l'utérus avec des métastases multiples chez des aliénés. *(Van den bocck ard Ruprecht*, 1889, 21 p. (thèse) Gottingue.)

Krugg (F.). — Probable coexistence of myomata and malignant disease of the uterus *(Amer. J. of obst.*, 1891, p. 202.)

Hundrat. — Deux cas de fibromes de l'utérus transformés en sarcome. *(Anz. d. k. k. Geselsch. d. Aerzte, Vien.*, 1882-
1883, p. 163. — *Vien. med. Presse*, 1883, t. XXIV,
p. 475.)

Hurz (E.). — De la dégénérescence des fibromes utérins. *(Deuts-
che. Zeitschr. f. prakt. med. Leipzig.*, 1877, t. IV,
p. 258-260.)

Laurent. — Fribromyomes et sarcomes utérins. *(Clinique Brux.*,
1894, t. XI, p. 344-346.)

Lauro. — Fibro-mioma, sarcomatosa, sotto mucoso della matrice
rose cavitario, e sporgentes dall' orifizio uterino par un
grossa segmento; apportazione della maggior parte col
mezzo del serranodi Cintrat, disfacimento dei rendini, gari-
gione. *(Riforma med. Napoli*, 1890, t. VI, p. 1395.)

Le Bec. — Fibrome utérin dégénéré ; intolérance électrique.
Hystérectomie vaginale. Guérison. *(Rev. internat. d'élec-
tro-thér.*, Paris, 1890 1892, t. II, p. 130-133.)

Lejeune. — Observation d'un polype utérin fibro-cartilagineux
devenu carcinomateux avec renversement de l'utérus depuis
quatre ans. *(J. compl. du Dict. des sc. méd.*, Paris, 1827,
t. XXVI, p. 297-299.)

Lehuerdt. — Une préparation de fibrome utérin ossifié trouvé à
l'autopsie d'une femme de soixante-dix-huit ans, morte à
la suite d'une fracture du col du fémur. *(Verhandl. d.
Gesellesch. f. Geburtth.* à Berl., 1869.)

Lemov. — Fibroid degeneration of the uterus. *(Proc. St-Louis
m. Soc.*, 1878-1879, t. I, p. 199.)

Liebman (V.). — Sur un cas de myocarcinome de l'utérus. *(Arch.
f. Pathol., Anat., etc. Berl.*, 1889, t. XVII, p. 82-107.)

Manley (T.-H.). — The report of a case of a large interstitial
fibroid of the uterus removed by abdominal section with
some observations in relation to the most rational methods
of dealing with neoplastic formations which originate in the
muscular fibre of the uterus. *(Brooklyn M. J.*, 1891,
p. 90-96.)

Maslowski (V. F.). — On the development of malignant from non malignant tumor of the uterus. *(Edim. M. J.*, 1881-1882, t. XXVII. p. 588-594.)

Packard. — Ovarian dropsy; fibrous tumour of the uterine wall inclosed in a bony shell. *(Proc. path. Soc. Philad.*, 1860-1866, t. II, p. 137.)

Paul (J.-T.). — Virgin uterus from a female (50 years) with a bony tumour attached to its fundus *(Tr. path. Soc. Lond.*, 1859-1860, t. XI, p. 172.)

Pluyette. — Dualité des néoplasmes myome-uterin et myxome vésical. *(Marseille médical*, 15 août 1892.)

Richet. — Myome utérin ; section. De la dégénérescence cancéreuse des tumeurs fibreuses. *(Gaz. des Hôp.*, Paris, 1874, t. X, t. VII, p. 266.)

Rump. — Entferming eines karcinomatos entateten myoms. *(Faneurzt. Berl.*, 1888, t. III, p. 187.)

Schaper (H.). — Sur un cas de métastase d'un cancer pulmonaire primitif dans un myome utérin interstitiel *(Arch. f. Path., Anat.*, etc., *Berl.*, 1892, t. CXXIX, p. 61-76.)

Stratz (C.-H.). — Dégénérescence amyloïde d'un polype utérin. *(Zeitschr. f. Geburtsh. und Gynäk. Stuttg.*, 1889, t. XVIII, p. 80-83.)

Thornton. — Myoma of the uterus becoming sarcomatous. *(Brit. m. J. Lond.*, 1890, t. I, p. 1069.)

Article Utérus. — Fibromes. Dégénérescences malignes. *(Bibliothèque de médecine et de chirurgie.)*

Von Franque. — Dégénérescence hyaline et myxomateuse du sarcome de l'utérus. *(Centralbl. f. Gynäk. Leipzig*, 1893, t. XVII, p. 987.)

Williams (W. R.). — Colloid cancer of a uterine fibro-myoma. *(Tr. path. Soc. Lond.*, 1886, t. XXXVII, p. 354-356.)

Zimmern (S.). — Fibromes et carcinomes utérins. *(Aerzst. Mitth. a. Bade-Carlsruhe*, 1868, t. XXII, p. 17-22.)

Zinke (E.-G.). — Myoma teleangiectodes seu cavernosum. *(Cinim Lancet-Clinic.*, 1893, t. XXXI, p. 567.)

TABLE

www.ingramcontent.com/pod-product-compliance
Ingram Content Group UK Ltd.
Pitfield, Milton Keynes, MK11 3LW, UK
UKHW021126140726
13695UKWH00004B/1731